奇妙的感官

LOOK

数学小天才

英国DK公司 编著

李桐 译

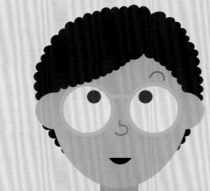

U0390806

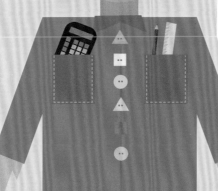

DK

未小读
UnRead Kids

贵州科技出版社

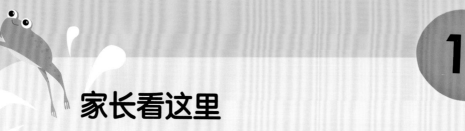

家长看这里

这本书里有许多动手玩耍的简单活动，能激发孩子对数学与生俱来的好奇心。书中的每一个活动都经过精心设计，让您的孩子能够边玩边学习，培养他们所有的感官。和孩子们一起参与这些活动，可以培养他们对数学的热爱，以及创造性地解决问题的能力，也能拓展他们对世界的了解。

这里有一些小建议，让您在活动中能够更好地帮助孩子们：

每个活动开始部分出现的灯泡小提示，是本书建议的学习目标，但不要用它们去限制孩子们的活动。让您的孩子参与到每一项活动的准备工作中来，可以让他们按照书中的提示逐步来做，也可以鼓励他们尝试自己的想法，用他们感兴趣的方式去探索。孩子们的发现可能会超出您的想象！

在您的孩子做实验的时候，请您时刻进行看护和引导。同时，请试着给孩子足够的时间和空间，让他们自己来完成实验活动。本书中提出的问题只是建议，还可以让孩子提出自己的疑问，并通过自己的努力找到问题的答案。

"家长提示" 部分讲的是在什么情况下，您的孩子会需要大人的帮助。请保护好您孩子的活动区域，鼓励他们活动时穿旧衣服。在使用食用色素时请格外小心，因为这些色素可能会弄脏衣物或在皮肤上暂时留下痕迹。请让您的孩子尽情地享受这些活动吧。把家里弄得乱糟糟的也是快乐和学习独立的一部分！

家长提示

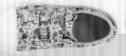 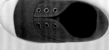 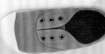

图书在版编目（CIP）数据

DK奇妙的感官. 数学小天才 / 英国DK公司编著；李桐译. — 贵阳：贵州科技出版社, 2020.5
ISBN 978-7-5532-0753-7

Ⅰ. ①D… Ⅱ. ①英… ②李… Ⅲ. ①感觉器官—儿童读物 Ⅳ. ①R322.9-49

中国版本图书馆CIP数据核字(2020)第043876号

DK奇妙的感官：数学小天才
英国DK公司 编著
李桐 译

选题策划　联合天际
特约编辑　毕 婷　徐耀华
责任编辑　李 青
美术编辑　浦江悦
封面设计　徐 婕

出　　版　贵州科技出版社
地　　址　贵阳市中天会展城会展东路A座（邮政编码：5500□□）
地　　址　http://www.gzstph.com
出 版 人　熊兴平
发　　行　未读（天津）文化传媒有限公司
经　　销　全国各地新华书店
印　　刷　深圳当纳利印刷有限公司
字　　数　50千字
开　　本　889毫米 × 1194毫米 1/16 3印张
版　　次　2020年5月第1版　2020年5月第1次印刷
I S B N　978-7-5532-0753-7
定　　价　68.00元

本书若有质量问题，请与本公司图书销售中心联系调换
电话：(010) 52435752

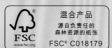

混合产品
源自负责任的森林资源的纸张
FSC® C018179

DK
Penguin
Random
House

A WORLD OF IDEAS:
SEE ALL THERE IS TO KNOW
www.dk.com

未小读
UnRead Kids
和世界一起长大

未读CLUB
会员服务平台

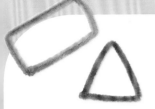

目录

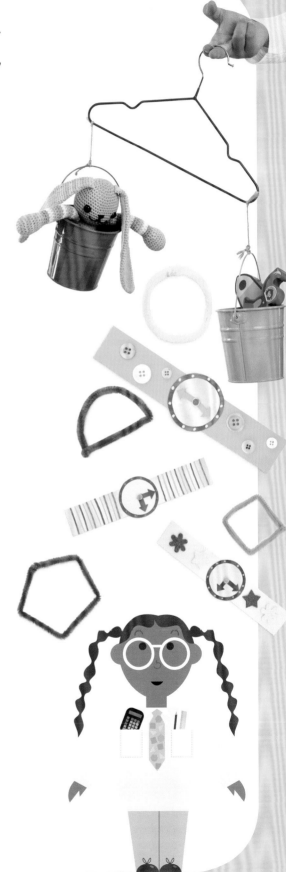

4　小脑袋有大创意！

5　你的数学感官

6　寻找数学宝藏

8　排列大小

10　巧妙的计数方法

12　数字昆虫

14　饥饿的机器人

18　罐头盒嘉年华

22　神奇的魔法棒

24　迷人的形状

28　制作不同形状的外星人

30　测量自己的身高

32　彩虹瓶子

36　重力天平

38　可爱的手表

42　比萨派对

46　看，你是一个数学小天才啦！

48　索引

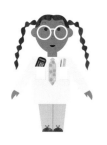

小脑袋有大创意！

你不需要一个精致的计算器，或一个写满很大数字的白板，就能成为一个数学小天才。你已经拥有了成为数学小天才所需要的一切：你的大脑和你惊人的感官！

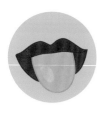
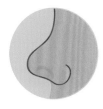
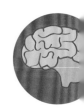
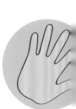

好奇的问题

数学中充满了需要解答的难题、需要计算的问题和智力题。这里有一些在活动中你可以询问自己的问题：

- 数学思想是如何在日常生活中发挥作用的？

- 在我生活的周围，可以看到哪里正在使用数学知识？

- 我怎样才能更深入地了解这些数学思想和话题呢？

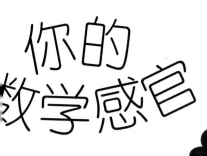
你的数学感官

听觉
你的耳朵能听到不同的声音。声音也可以用数来测量。

嗅觉
用你的鼻子来寻找数学线索！

视觉
数学家们会非常仔细地观察事物是怎样运作的。

味觉
你的舌头很擅长品尝不同的味道。运用数学知识，根据你的美味菜谱来烹饪吧！

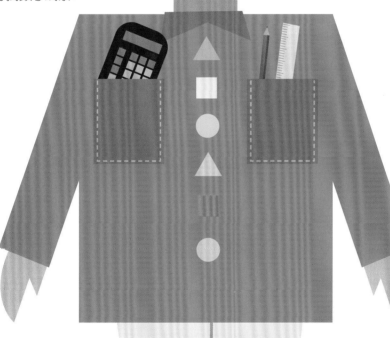

触觉
你的皮肤会告诉你物体的触感如何。用你的手来触摸并感知物体的大小、质感和形状。

来看看我们能做些什么吧！

寻找数学宝藏

数学就在你身边！让大人带你去大自然中散步，寻找数学宝藏吧。

通过这个活动，你可以学会在日常生活中发现数学的身影。

你能数一数你的数学宝贝吗？

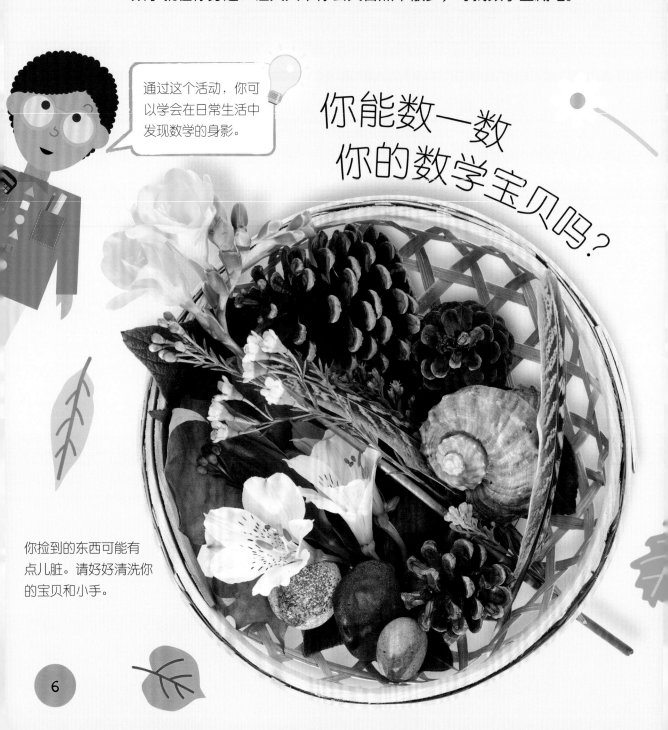

你捡到的东西可能有点儿脏。请好好清洗你的宝贝和小手。

数学是什么?

数学是关于数字、形状、度量和模式的学科。这些数学知识能帮助我们了解世界。你可以把数学当作解决问题和制定解决方案的工具。

你能看到哪些形状?

鹅卵石

松果

你的哪个宝贝最轻,哪个宝贝最重?

摸一摸并数一数树叶上的叶脉纹路。

羽毛

你的哪种宝贝最多,哪种宝贝最少?

树叶

贝壳

在大自然中漫步时,你能辨认出哪些颜色?

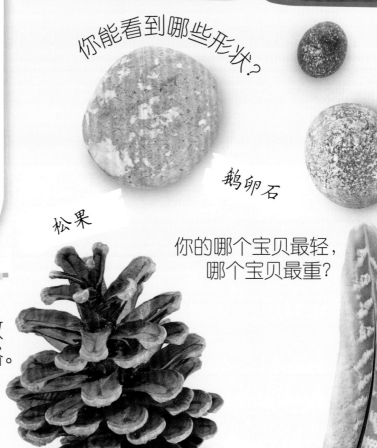

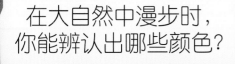

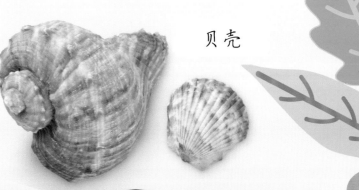

排列大小

从最小的鹅卵石，到最重的石头，再到最长的羽毛，把你的自然宝藏按从小到大的顺序排列好。

通过这个分类排序游戏来了解物体的大小。学会使用"大、小、更大、更小、最大和最小"这些词语。

1

从2块鹅卵石开始，比较它们谁更大、谁更小。

小的鹅卵石放在这边（左）

大的鹅卵石放在这边（右）

2

加入第三块鹅卵石，判断一下它是最小、最大还是处于两者之间的。按照这样的方法，把你所有的鹅卵石都按从小到大的顺序排列好。

如果你还没有进行户外宝藏探险，也可以用你的玩具来玩这个游戏。

最大

最小

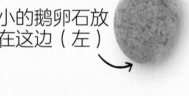
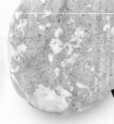

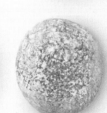
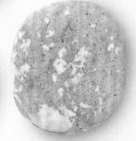

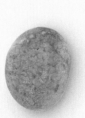
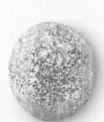
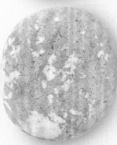
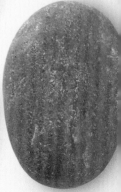

你还有其他方法来排列这些大自然的宝贝吗?

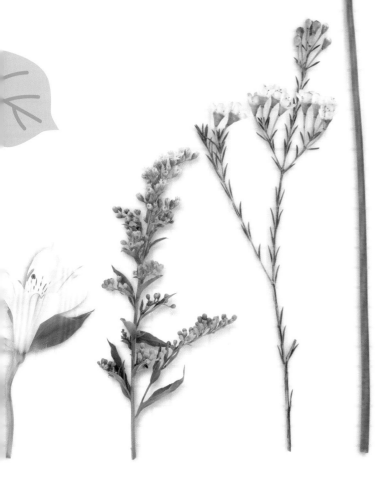

神奇的数学

 你还能想到哪些词语来描述物体的大小?

 如果把眼睛闭上,你能通过触摸把鹅卵石按从大到小的顺序排列好吗?

 你能想出高的和长的事物之间有什么不同吗?

把你的花按从矮到高的顺序排列好。

把你的树枝按从短到长的顺序排列好。

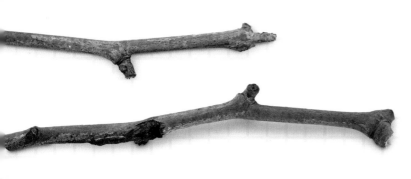

还有很多种方法可以排列你的宝贝。只要分类排序的标准是一致的,那么这些方法都是正确的。

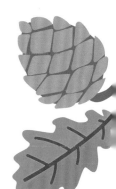

9

巧妙的 计数方法

了解数字是非常有用的。通过这些超棒的迷你游戏，你可以学到1~10甚至更多的数字。很快你就能数出你周围的所有东西啦。

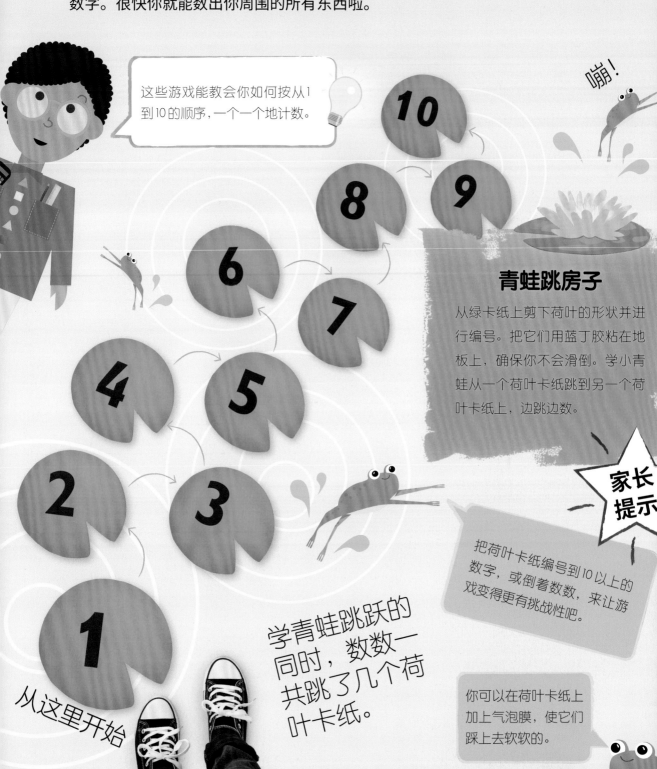

这些游戏能教会你如何按从1到10的顺序，一个一个地计数。

嘣！

青蛙跳房子

从绿卡纸上剪下荷叶的形状并进行编号。把它们用蓝丁胶粘在地板上，确保你不会滑倒。学小青蛙从一个荷叶卡纸跳到另一个荷叶卡纸上，边跳边数。

家长提示

把荷叶卡纸编号到10以上的数字，或倒着数数，来让游戏变得更有挑战性吧。

从这里开始

学青蛙跳跃的同时，数数一共跳了几个荷叶卡纸。

你可以在荷叶卡纸上加上气泡膜，使它们踩上去软软的。

你的玩具们都在小河的一边等着过河呢。

帮助玩具过河的同时，数数一共有多少个玩具。

帮助玩具们过河

先用彩纸做一条小河。然后收集一些小玩具，把它们都放在小河的一边。一个一个地帮助它们过河的同时，数数一共有多少个玩具。现在已经有几个玩具渡过小河啦？

数字手指

你可以用你的手指来从1数到10。把数字形状粘在手套的手指上，做成这种特殊的手套吧。

★ 家长提示

用黏性标签做成一些数字的形状，或者从毛毡上剪下一些数字形状，粘在手套上面。

旧手套

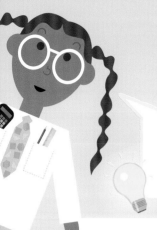

数字昆虫

数字昆虫这个游戏可以教会你如何把数量与数字相匹配。

制作这些可爱的数字昆虫，来练习你的计数技能，还可以开始学习写数字哦。

你需要：

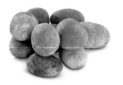

鹅卵石

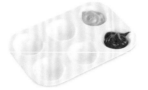

红色和黄色的颜料

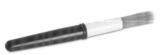

笔刷

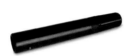

马克笔

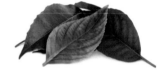

大树叶

1

挑选10块鹅卵石制作数字昆虫。在石头的表面涂上红色或黄色的颜料。

2

等到颜料干了以后，用马克笔画一些细节。在石头上画数量1到10不等的斑点或者条纹。

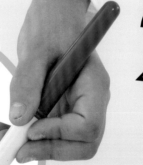

数一数每个昆虫上有多少斑点或条纹，确保涵盖了1到10之间的所有数字。

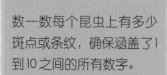

把红色鹅卵石当作瓢虫。

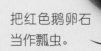

嗡嗡

把黄色鹅卵石当蜂，它的脸可不条纹哦！

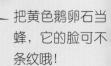

3

选出10片叶子，
把它们从1到10
标上号。

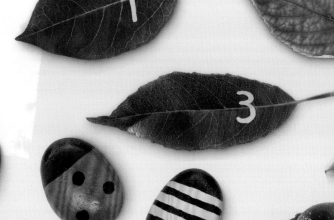

按照每个昆虫上斑点
或条纹的数量，找到
有对应数字的叶子。

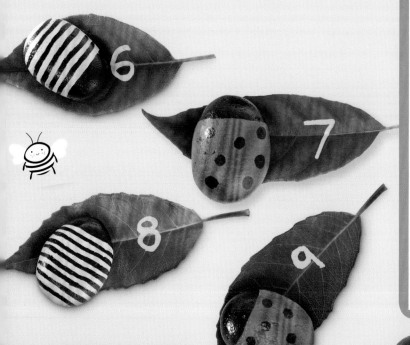

神奇的数学

 你的鹅卵石在涂上颜料之前
摸起来是什么感觉？

 你觉得为什么真正的蜜蜂和
瓢虫长有条纹或斑点？

 你能用手指在空中比画着练
习写数字吗？

如果你没有鹅卵石或者树叶，
也可以用纸做一些昆虫和叶
子来玩游戏。

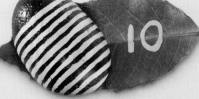

饥饿的
机器人

这个饥饿的机器人喜欢吃数字！喂给它特殊的毛绒球食物，然后加起来，算出它一共吃了多少个毛绒球。

你需要：

学会如何把两组事物加在一起。

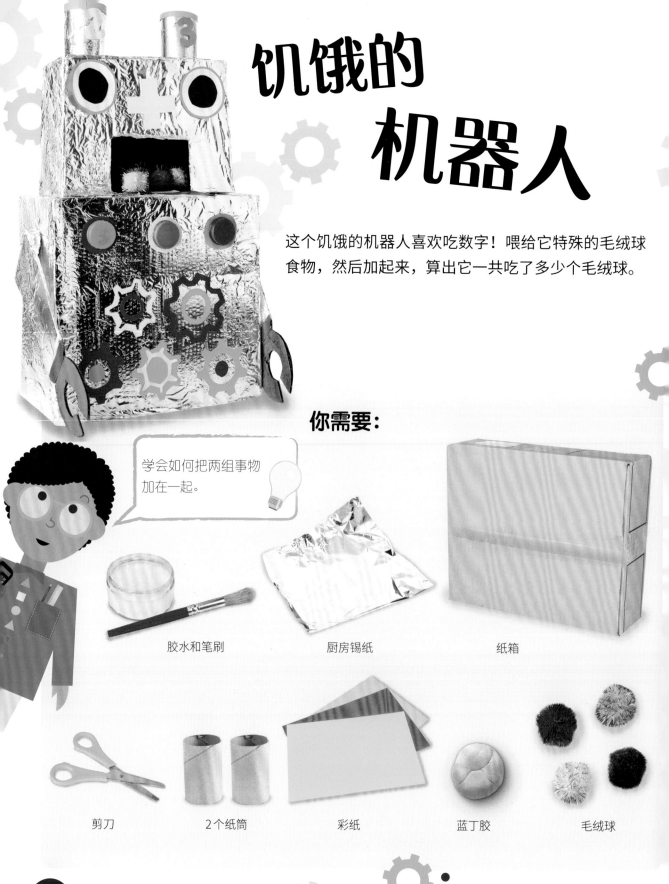

胶水和笔刷

厨房锡纸

纸箱

剪刀

2个纸筒

彩纸

蓝丁胶

毛绒球

1

把锡纸用胶水粘
在纸箱表面。

为我做一个
正方形的嘴巴。

2

在纸箱上小心地剪出一
个正方形的小翻盖，当
作机器人的嘴巴。

剪开！

家长
提示

好饿呀，我的晚餐应
该快好了吧？

15

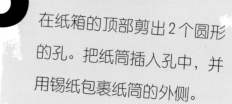
在纸箱的顶部剪出
2个孔来插纸筒。

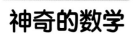

神奇的数学

在日常生活中，什么时候你
会把事物加在一起？

你能摸摸并数出机器人吃掉
了多少个绒球吗？

试着交换纸筒的位置。你能
注意到毛绒球的数量发生了
什么变化吗？

3

在纸箱的顶部剪出2个圆形
的孔。把纸筒插入孔中，并
用锡纸包裹纸筒的外侧。

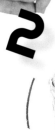

2

蓝丁胶

4

在机器人的脸上，贴上眼睛
和鼻子当作装饰。用纸剪出
一些数字形状，并用蓝丁胶
固定在每个纸筒上。

再用一个包着锡纸的
纸箱来给我做一个身
体吧。

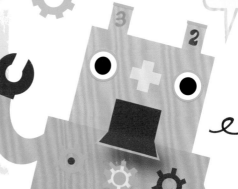

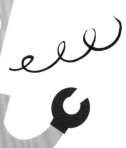

开饭啦!

在你把毛绒球当作食物放入机器人嘴巴里的同时,数数它们的数量(并和纸筒上的数字配对)。在放入了所有毛绒球之后,数数机器人的嘴巴里一共有多少个毛绒球。

一共有多少个呢?

我的鼻子是一个"添加"的标志,这样的标志叫作"加号"。

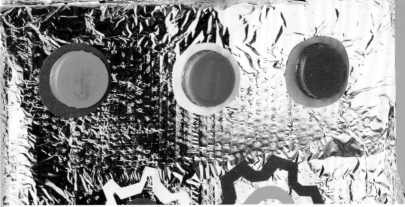

神奇的加法

加法意味着计算两组或两组以上的事物。你可以把它写成算式的形式。加号"+"表示"加",等号"="表示"等于"。

加号　　　　　等号　　一共

$$2 + 3 = 5$$

罐头盒 嘉年华

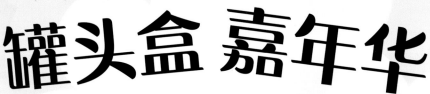

嘉年华的时间到啦！你能打掉多少个罐头盒？
还剩下多少个罐头盒？

学习什么是减法，
以及如何用算式
来表示减法。

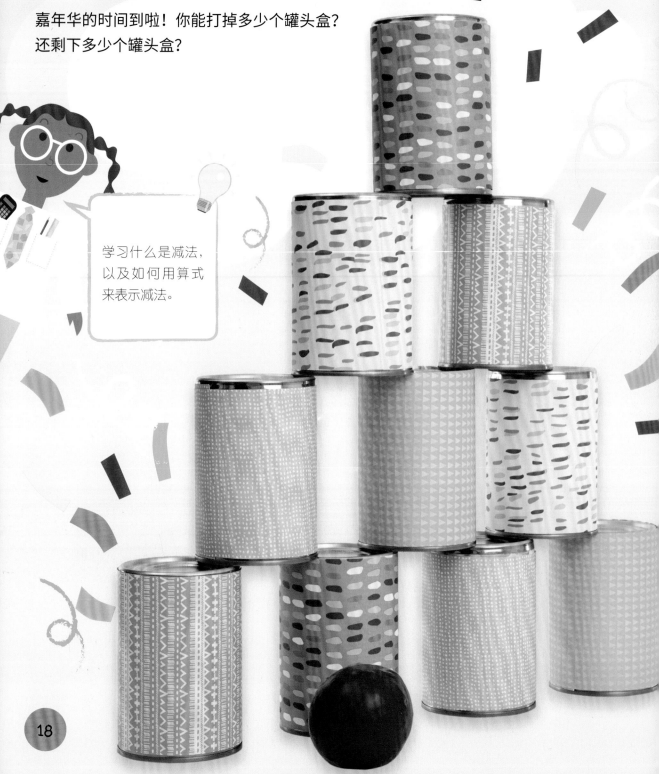

你需要：

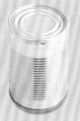

罐头盒（10个）

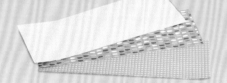

彩色的纸条

漂亮的胶带

制作圆球的材料：

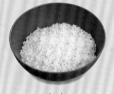

大米

保鲜膜

剪刀

2个气球

把每个罐头盒的外侧用彩纸包起来，并用胶带固定。

比着罐头盒来剪裁彩纸。

如果罐头盒是打开的，要小心它锋利的边缘。

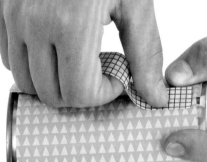

家长提示

2

制作击球。首先将一把大米放在一张正方形的保鲜膜上。然后提起保鲜膜的4个角拧紧，确保大米不会漏出来。

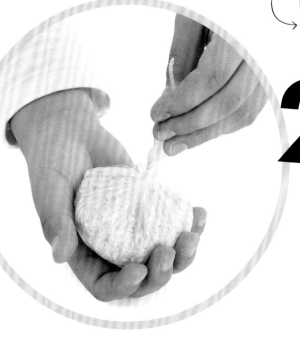

3

小心地剪掉2个气球球嘴那一端较细的部分，留着较大的球身部分备用。

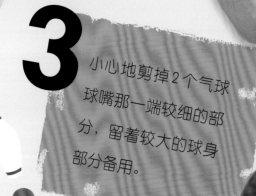

4

将其中一个气球的球身套到大米球上，再将另一个气球的球身套在它们上面，以包裹住套第一个球身后留下的口。

你也可以用网球来玩这个嘉年华游戏！

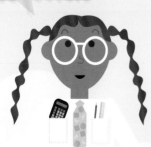

20

开始玩啦！

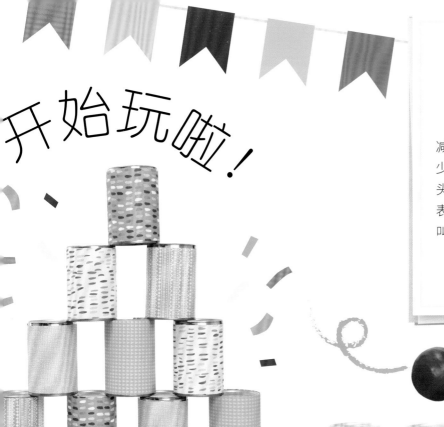

数数你的10个罐头盒，并把它们摞高。

神奇的减法

减法意味着去掉。你击倒了多少个罐头盒，还剩下多少个罐头盒?你可以把它用算式的形式表示出来。表示减法的符号"—"叫作"减号"，意思是去掉、拿走。

开始击球吧！
你能打掉多少个罐头盒?
还剩下多少个罐头盒?

减号"—"意味着"减去"（去掉）。

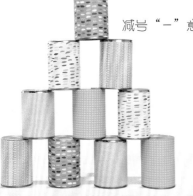 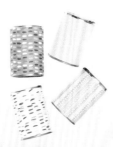 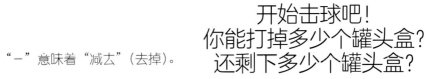

10 - 4 = 6

罐头盒的总数   击倒的
罐头盒的个数   剩下的
罐头盒的个数

神奇的 魔法棒

每个数学小天才都需要一个神奇的数学魔法棒！动手做一个美味魔法棒吧，你需要让它拥有重复的水果模式。

制作这个美味的魔法棒来练习重复的模式。

你需要：

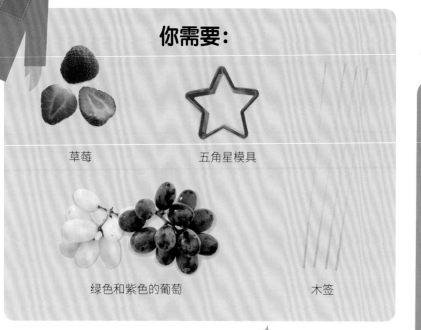

草莓

五角星模具

绿色和紫色的葡萄

木签

神奇的数学

在你生活的周围，你能辨认出哪些模式？在你的衣服上能看到模式吗？

你的魔法水果棒尝起来味道如何？

你能用拍手或者用手指敲打来制作一个声音模式吗？

重复的模式

重复的模式是按顺序放置的一组东西，如颜色、物体或形状。你可以重复使用相同的排列顺序来制作模式。

用模具切出一个草莓五角星。

22

神奇的模式

1 小心地把草莓切成小块，然后将一块草莓穿到靠近木签末端的地方。

2 接着把一个绿色葡萄穿到木签上。

3 继续把一个紫色葡萄穿到木签上。

4 重复穿上相同模式的水果：红色草莓、绿色葡萄，然后是紫色葡萄。

5 继续重复，直到把木签穿满，然后在木签末端穿上一个草莓五角星。

制作模式

这个魔法棒的模式重复了红色、绿色、紫色的排列顺序，只有最后的草莓五角星打破了这个模式。现在你可以学着自己制作模式啦。用两种水果做一个简单的模式，或者用多种水果做一个更有挑战性的模式。

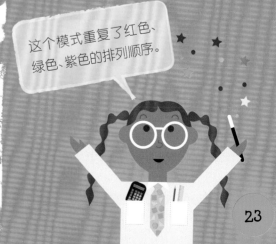

这个模式重复了红色、绿色、紫色的排列顺序。

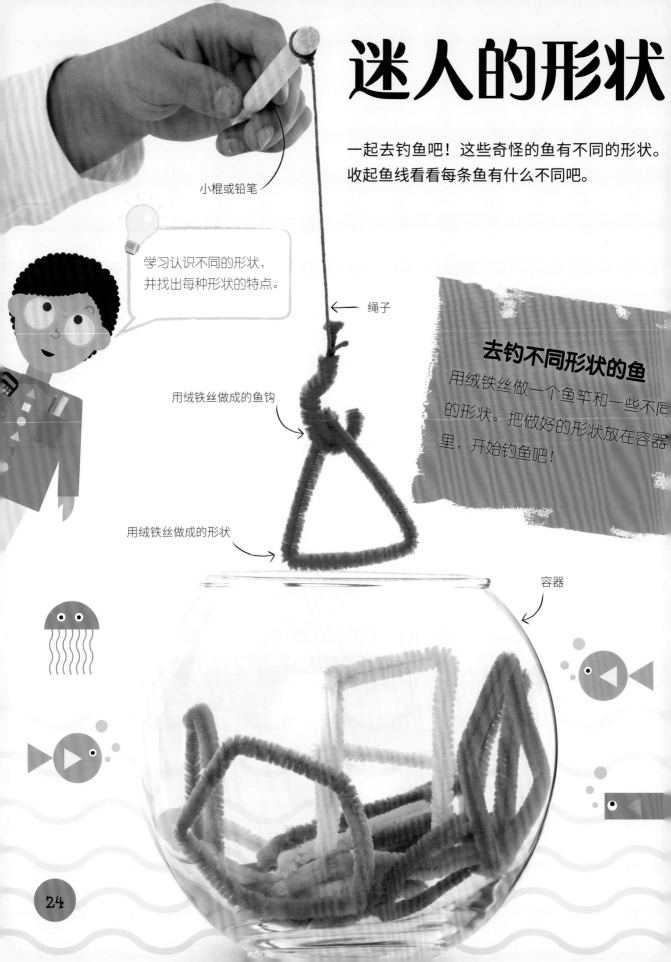

迷人的形状

一起去钓鱼吧！这些奇怪的鱼有不同的形状。收起鱼线看看每条鱼有什么不同吧。

小棍或铅笔

学习认识不同的形状，并找出每种形状的特点。

绳子

用绒铁丝做成的鱼钩

去钓不同形状的鱼

用绒铁丝做一个鱼竿和一些不同的形状。把做好的形状放在容器里，开始钓鱼吧！

用绒铁丝做成的形状

容器

24

认识你制作的形状

二维（平面）形状

摸一摸并数一数你制作的形状有几个毛茸茸的边和角。

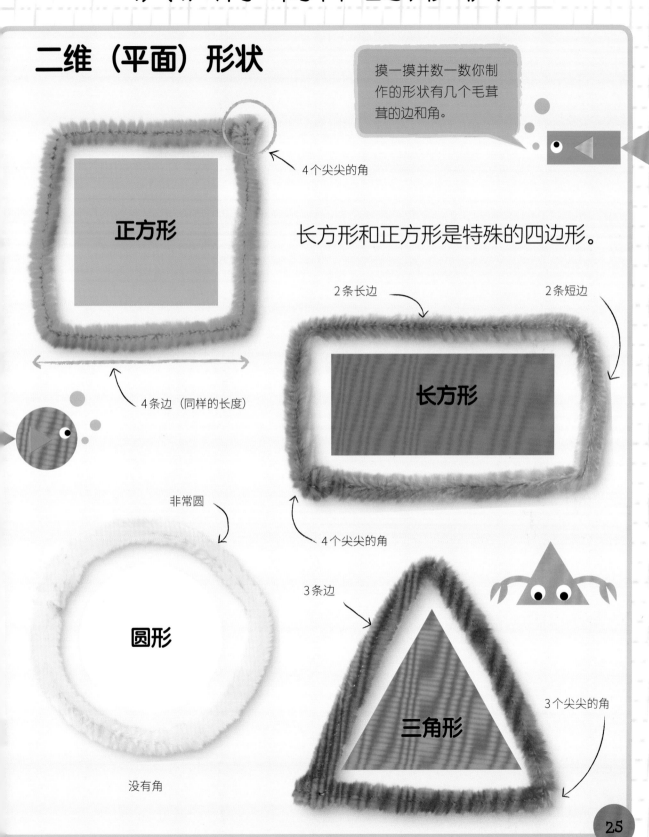

正方形

4个尖尖的角

4条边（同样的长度）

长方形和正方形是特殊的四边形。

2条长边　　　　2条短边

长方形

4个尖尖的角

非常圆

圆形

没有角

3条边

三角形

3个尖尖的角

如果你想玩更具挑战性的活动，请试着制作这些二维形状！

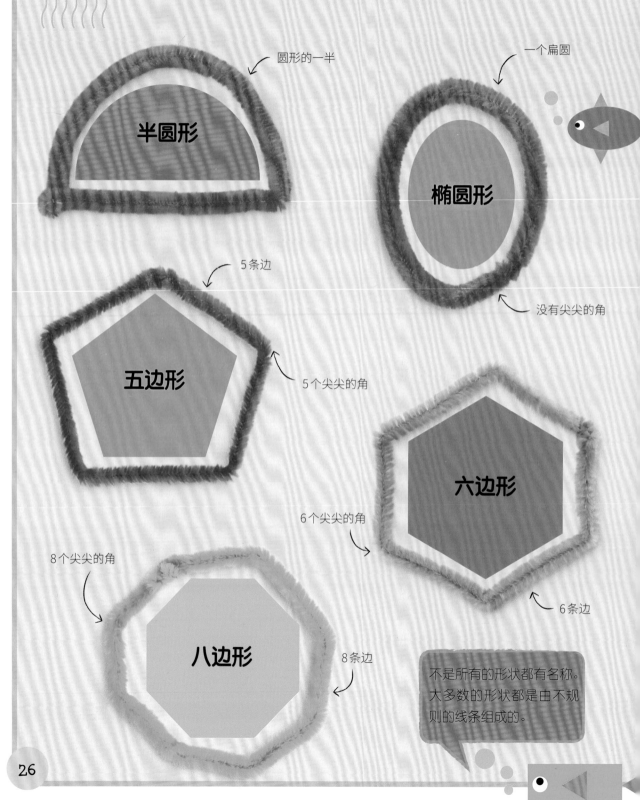

圆形的一半

半圆形

一个扁圆

椭圆形

5条边

五边形

没有尖尖的角

5个尖尖的角

六边形

6个尖尖的角

8个尖尖的角

6条边

八边形

8条边

不是所有的形状都有名称。大多数的形状都是由不规则的线条组成的。

三维（立体）形状

这些属于三维形状。三维形状不像二维形状那样是平面的。它们类似于真实、立体的物体。

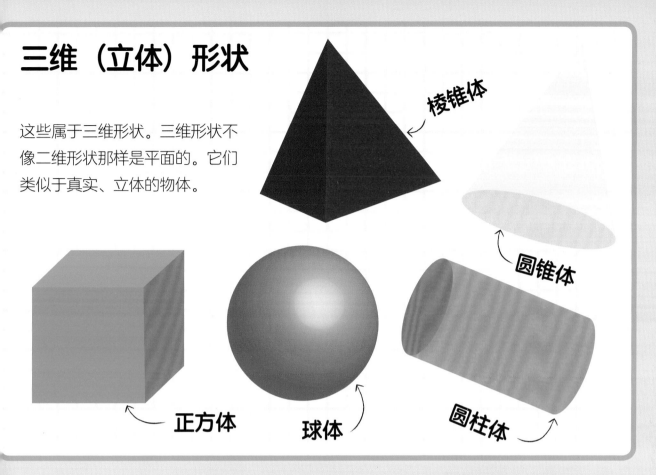

棱锥体

圆锥体

正方体

球体

圆柱体

将每个三维形状和类似的日常生活中的物体匹配起来。

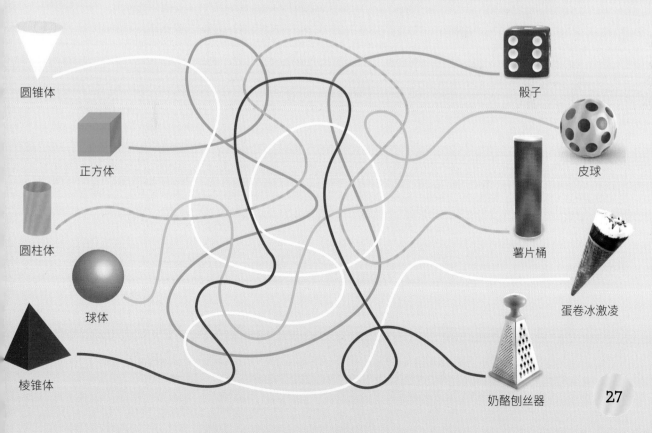

圆锥体

正方体

圆柱体

球体

棱锥体

骰子

皮球

薯片桶

蛋卷冰激凌

奶酪刨丝器

制作不同形状的 外星人

通过折纸来认识三维形状并能说出它们的名称。

制作一些来自数学星球的三维形状的外星人吧。你制作的外星人会是什么样子的，长的，圆的，还是尖的？

你需要：

彩纸或卡纸

剪刀

铅笔

胶棒

塑料玩具眼睛

1 制作一个圆锥体外星人，你需要先把这个形状（圆锥体的展开图）复制到你的彩纸或卡纸上，再小心地把它剪下来。

家长提示

这个平面图形叫作圆锥体的展开图。

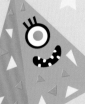

2

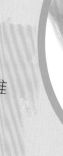

将展开图卷成一个圆锥帽，并用胶棒固定。

粘上塑料
玩具眼睛。

神奇的数学

你能摸摸并数数这些形状
有几条边和几个角吗？

你能想到哪些词语来描述
形状？

在你生活的周围寻找形状，
你能看到哪些三维形状？

3 把彩纸剪成不同的形
状，来当作外星人的
脸和手臂。

给我画一张有趣的
脸哦！

给外星人多做
几个小伙伴！

试着制作一些不同的三维
形状，这样你的外星人就
有更多的小伙伴啦。

我是一个正方体
外星人。

我是一个棱锥体
外星人。

测量自己的
身高

你知道自己有多高吗？通过和其他物体（比如玩具和鞋子）进行对比，来测量你的身高吧。

通过对物体进行比较，学习测量高度和长度。

请确保粉笔的印记可以从地板上擦掉！

1 把你所有的鞋子都找出来，然后自己躺在地板上。

2 让朋友分别在你头顶和脚尖处的地板上，用粉笔画上一条横线。

3 在两条横线之间，把鞋子竖直排成一列（相邻的鞋子中间不要有空隙）。

你有多少只鞋高？

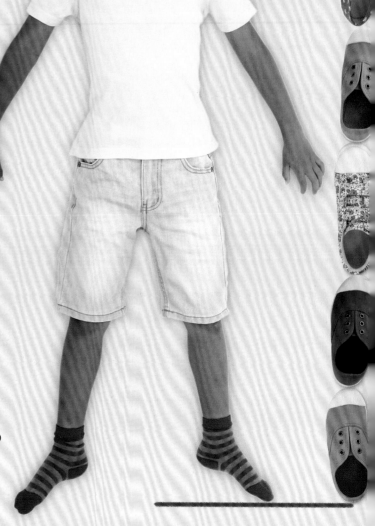

测量你的朋友和家人的身高，并和你的身高作比较。用同样的鞋子来测量每个人的身高。这样才能得到正确的比对结果。

我正好有4只鞋高。

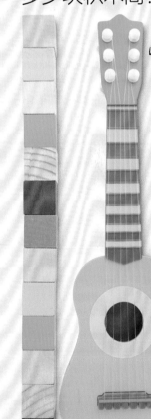

你的玩具有多高？

你还可以用其他物体，来测量你或玩具的身高。

如果你想比较玩具的身高，你需要用同样的物体来测量它们。

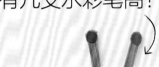

这把吉他有多少块积木高？

这个机器人有几支水彩笔高？

这支八孔笛有几只小黄鸭高？

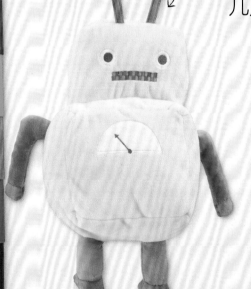

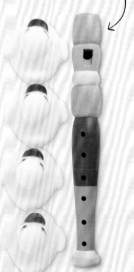

彩虹瓶子

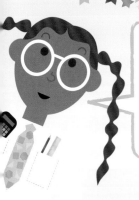

通过计算装了几汤匙的量，学会衡量一个容器能装多少东西。

制作这些超级漂亮的彩色大米，把它们（每次一汤匙）装进瓶子里，做成彩虹瓶子。

你需要：

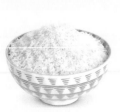

生大米

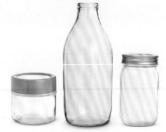

不同大小的瓶子

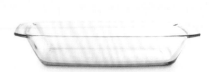

玩具浴缸或长托盘

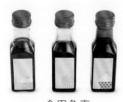

食用色素

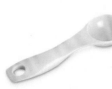

汤匙

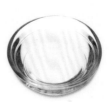

醋

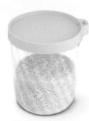

带盖子的罐子

1

多收集一些不同形状和大小的瓶子。

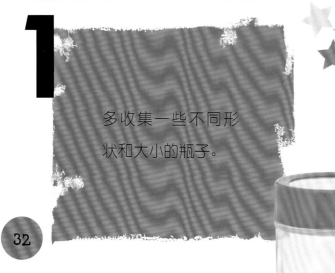

2

制作彩虹大米，你需要先把一些大米放到带盖子的罐子里，加入几滴醋和食用色素。

把醋加在大米里，食用色素就不容易掉色。

摇晃！
摇晃！

把罐子盖上盖使劲摇晃，让大米都被均匀染色。

4 用其他颜色的食用色素继续制作彩虹大米。

黄色　　　　　蓝色　　　　　粉色

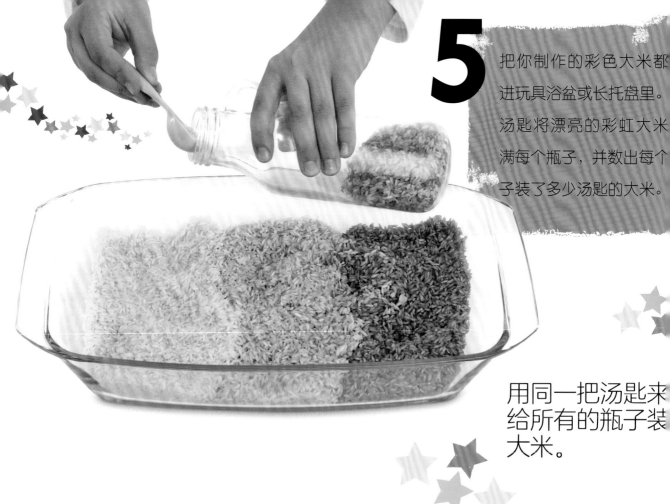

把你制作的彩色大米都
进玩具浴盆或长托盘里。
汤匙将漂亮的彩虹大米
满每个瓶子，并数出每个
子装了多少汤匙的大米。

用同一把汤匙来
给所有的瓶子装
大米。

哪个瓶子装的大米最多？
哪个瓶子装的大米最少？

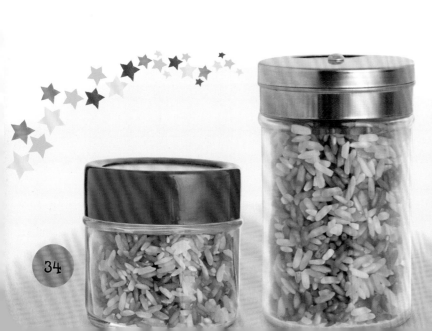

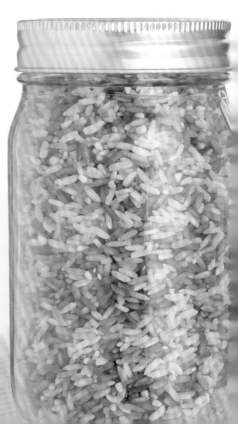

摇一摇！

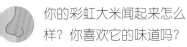

神奇的数学

- 你的彩虹大米闻起来怎么样？你喜欢它的味道吗？

- 你在装大米的过程中不时摇晃瓶子，听出了声音是如何变化的吗？

- 为什么知道一个瓶子能装多少东西是有用的？

在你装大米的过程中，不时摇一摇瓶子，听听声音有什么变化。

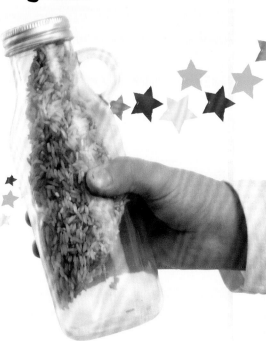

很空　　　　半空　　　　满的

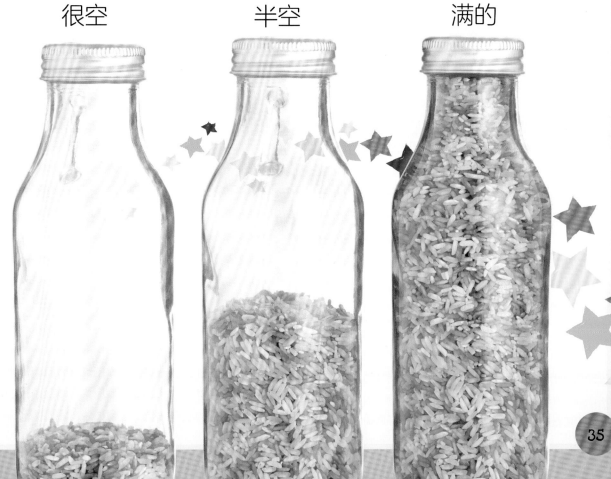

重力天平

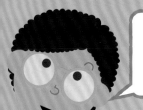

学习用自制天平比较玩具的重量。

动手制作这些非常简单的天平吧，它们可以利用重力让你比较出玩具的轻重。

重力和重量

重力，也叫地心引力，是一种把地球上的一切物体都拉向地面的力。越沉重的物体受到的重力作用越大，这就是自制天平的工作原理。

当两端的小桶空着的时候，天平两边受到的重力相等，这时天平处于平衡状态。

当你在两端的小桶中放入不同重量的玩具后，重力会拉着天平向盛放更重物体的那一侧倾斜。

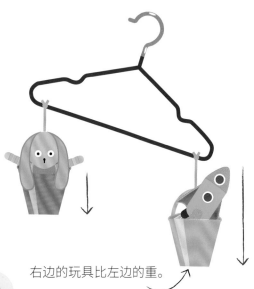

右边的玩具比左边的重。

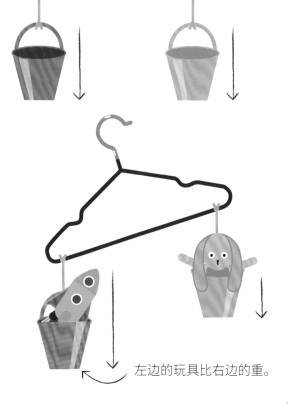

左边的玩具比右边的重。

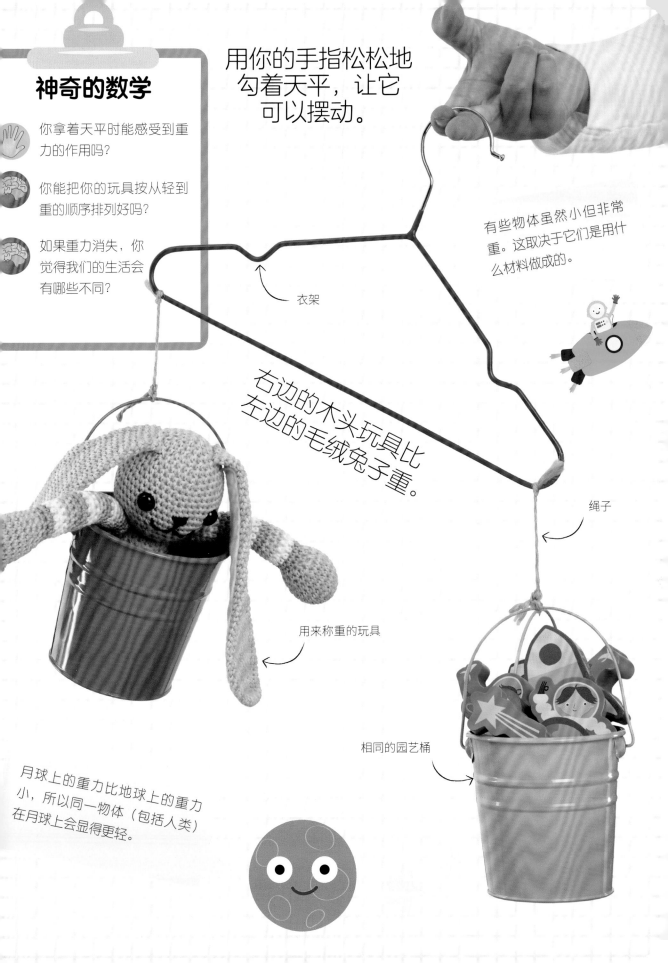

神奇的数学

你拿着天平时能感受到重力的作用吗?

你能把你的玩具按从轻到重的顺序排列好吗?

如果重力消失,你觉得我们的生活会有哪些不同?

用你的手指松松地勾着天平,让它可以摆动。

有些物体虽然小但非常重。这取决于它们是用什么材料做成的。

衣架

右边的木头玩具比左边的毛绒兔子重。

绳子

用来称重的玩具

相同的园艺桶

月球上的重力比地球上的重力小,所以同一物体(包括人类)在月球上会显得更轻。

可爱的 手表

你虽然看不到时间，但只需要一块手表或一个时钟，你就可以去测量它。

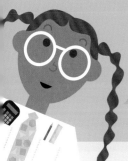

通过手工制作来学会如何读取时间。

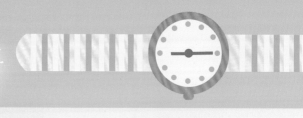

你需要：

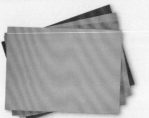

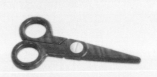
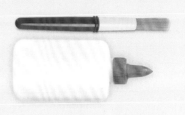

彩色卡纸   剪刀   胶水和笔刷

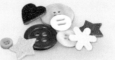
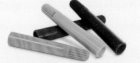

两脚钉   装饰用的纽扣   水彩笔   胶带

1

剪出制作手表需要的所有形状。检查表带是不是足够长，可以环绕你的手腕。

这些是你制作手表需要的所有形状。

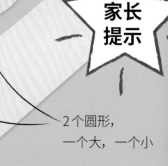

家长提示

2个圆形，一个大，一个小

2个指针，一个长，一个短

1个长方形的纸带

2 把 2 个圆形重叠粘在表带的中间，做成表盘。

3 让大人帮你在表盘中心，穿过两个指针的尾部扎一个小孔。然后把两脚钉穿过这个小孔，在表盘背部打开钉脚固定好。

确保小孔够大，两脚钉穿入后，能拨动指针旋转。

4 在表盘的一圈用水彩笔画出 12 个圆点。

着表盘均匀点上点。

你也可以用数字代替圆点。

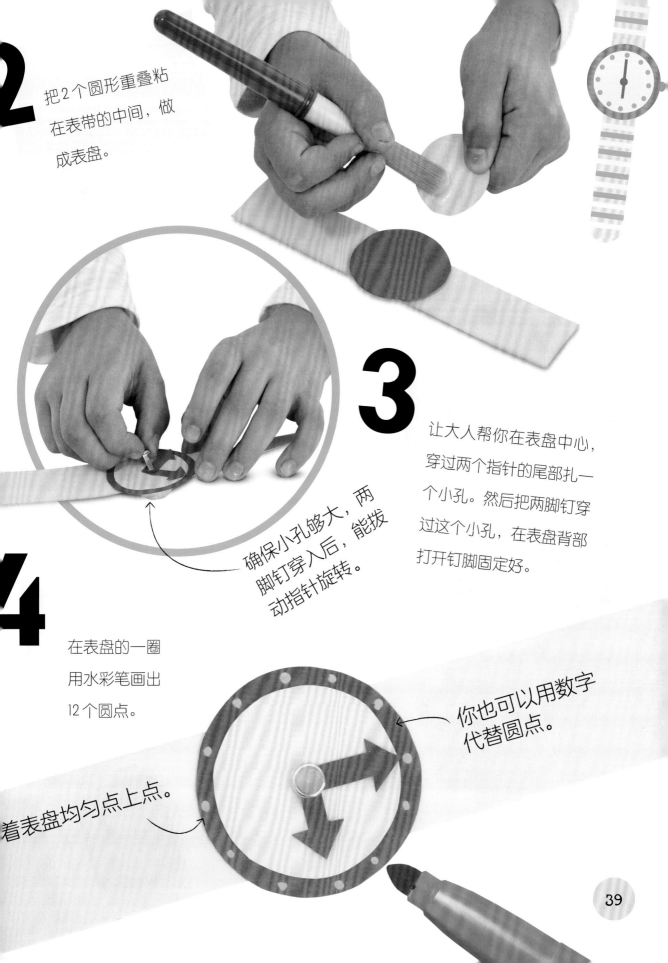

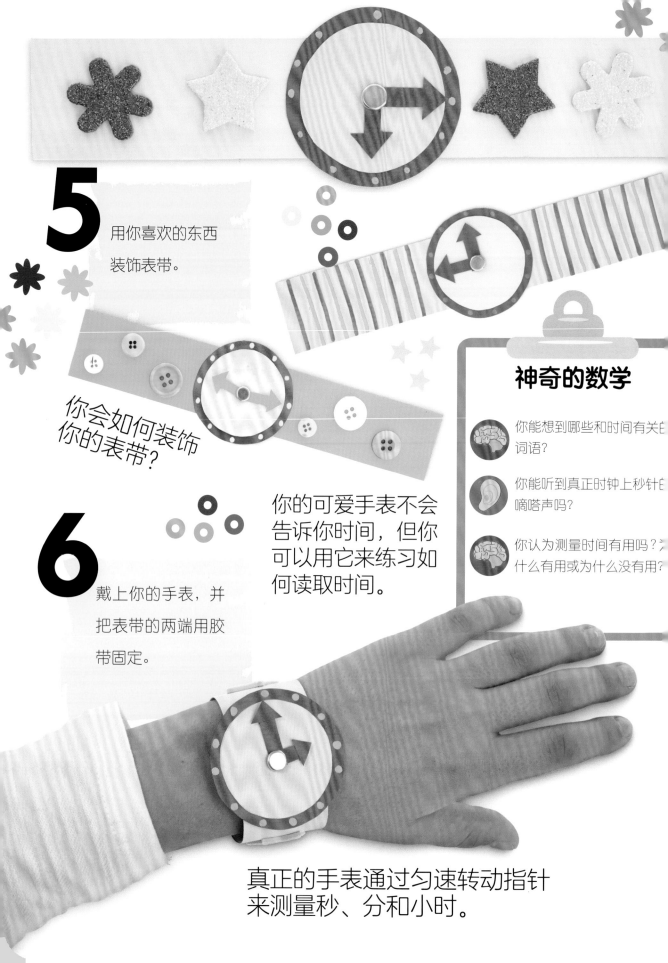

5

用你喜欢的东西
装饰表带。

你会如何装饰
你的表带?

6

戴上你的手表,并
把表带的两端用胶
带固定。

你的可爱手表不会
告诉你时间,但你
可以用它来练习如
何读取时间。

神奇的数学

你能想到哪些和时间有关的
词语?

你能听到真正时钟上秒针的
嘀嗒声吗?

你认为测量时间有用吗?为
什么有用或为什么没有用?

真正的手表通过匀速转动指针
来测量秒、分和小时。

我会看时间啦!

表盘上显示12小时,而一天有24小时,因此每天短指针(时针)会在表盘上转两圈。

短指针(时针)告诉你现在是几点钟。
你能看到短指针指向哪个数字吗?

长指针竖直向下(指向6),说明现在是半点。

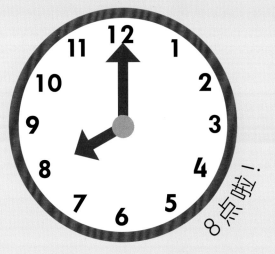

8点啦!

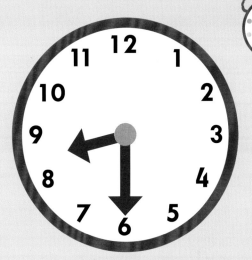

长指针(分针)指示分钟。
如果长指针竖直向上(指向12),说明现在是整点。

你能读出这个钟表
显示的时间吗?

还有什么可以被测量?

很多东西可以被测量。
这里有一些例子:

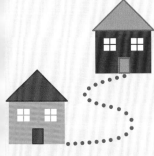

两栋房子之间的
距离是多远?

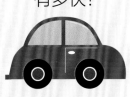

汽车行驶的速度
有多快?

冰激凌有多凉?

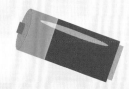

电池里有多少电?

你还能想到哪些可以被测量的东西?

比萨派对

举办一个超级简单的比萨派对吧！和你的朋友们一起分享比萨，同时学习分数和除法。

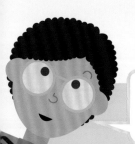

学习如何和不同数量的人等分东西。

做 3 张比萨

你需要：

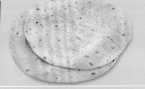

3 张墨西哥玉米薄饼

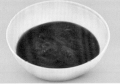

500 克番茄酱

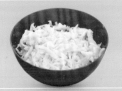

500 克擦丝的马苏里拉奶酪

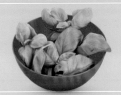

一把新鲜的罗勒叶

配菜：

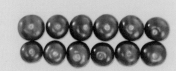

12 个樱桃番茄

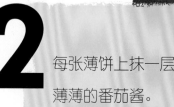

1

将烤箱预热到 220 摄氏度。

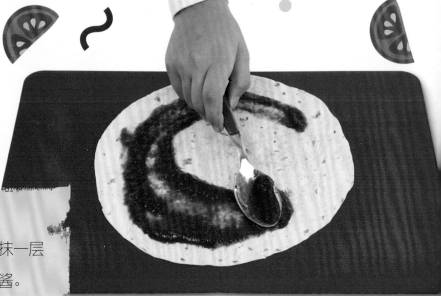

2

每张薄饼上抹一层薄薄的番茄酱。

3 把马苏里拉奶酪丝均匀地撒在薄饼上。

4 将每张比萨放入烤箱烘烤5分钟，或者烤到奶酪变成金黄色。然后在烤好的比萨上面撒一些罗勒叶。

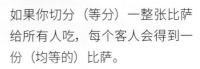

家长提示

分享你的比萨

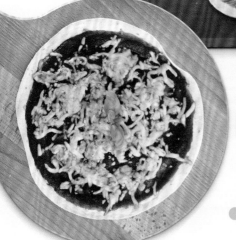

如果你切分（等分）一整张比萨给所有人吃，每个客人会得到一份（均等的）比萨。

如果你把一张比萨给2个人等分，那么每个人会得到比萨的 $\frac{1}{2}$。

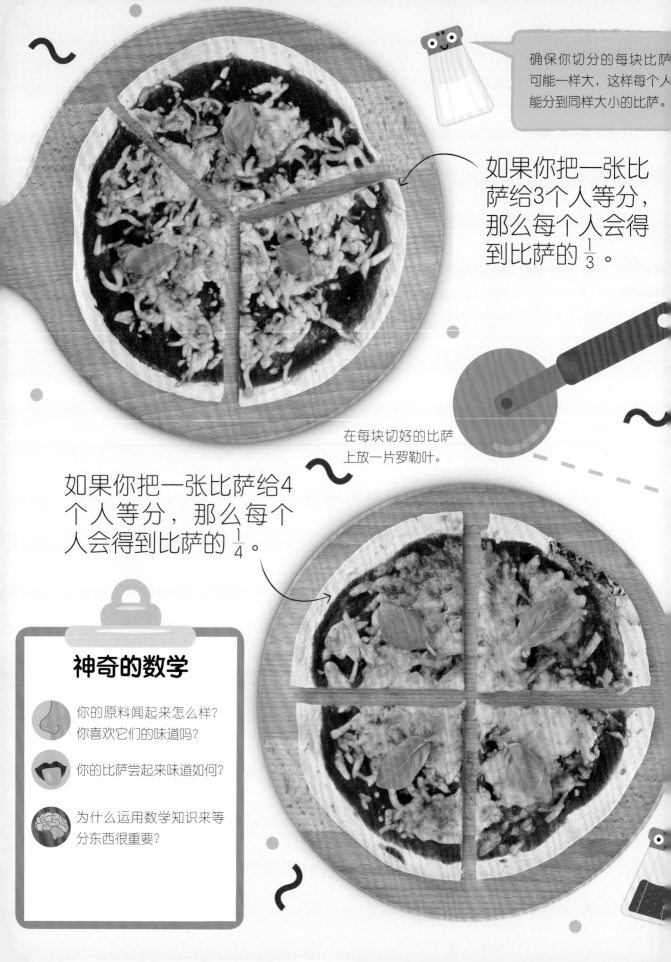

确保你切分的每块比萨尽可能一样大，这样每个人就能分到同样大小的比萨。

如果你把一张比萨给3个人等分，那么每个人会得到比萨的 $\frac{1}{3}$。

在每块切好的比萨上放一片罗勒叶。

如果你把一张比萨给4个人等分，那么每个人会得到比萨的 $\frac{1}{4}$。

神奇的数学

你的原料闻起来怎么样？你喜欢它们的味道吗？

你的比萨尝起来味道如何？

为什么运用数学知识来等分东西很重要？

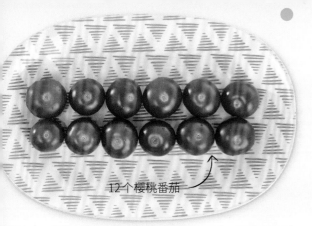

12个樱桃番茄

分享
樱桃番茄

同样，和你的朋友们一起分享（等分）樱桃番茄吧。

确保每个人得到的樱桃番茄数量都是一样的，这样才公平嘛。

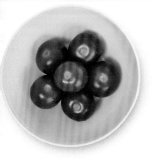 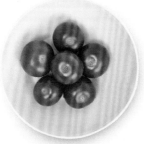

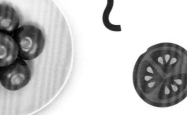

樱桃番茄的数量不一定可以被等分。如果有剩下的番茄，你会怎么处理？

如果你把12个樱桃番茄给2个人等分，每人会得到6个。

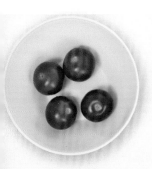 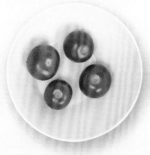 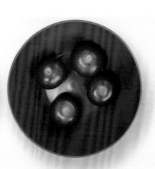

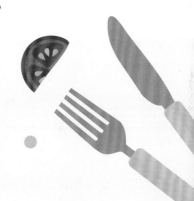

如果你把12个樱桃番茄给3个人等分，每人会得到4个。

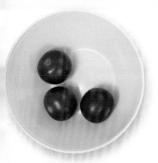 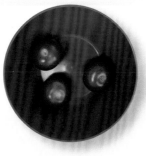 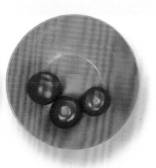 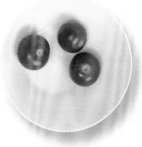

如果你把12个樱桃番茄给4个人等分，每人会得到3个。

看，你是一个数学小天才啦！

现在你已经玩了一些数学小游戏，你应该明白数学不是魔法，那些数学奇迹是你神奇的大脑努力工作的结果！下面是一些你可能感兴趣的数学话题。

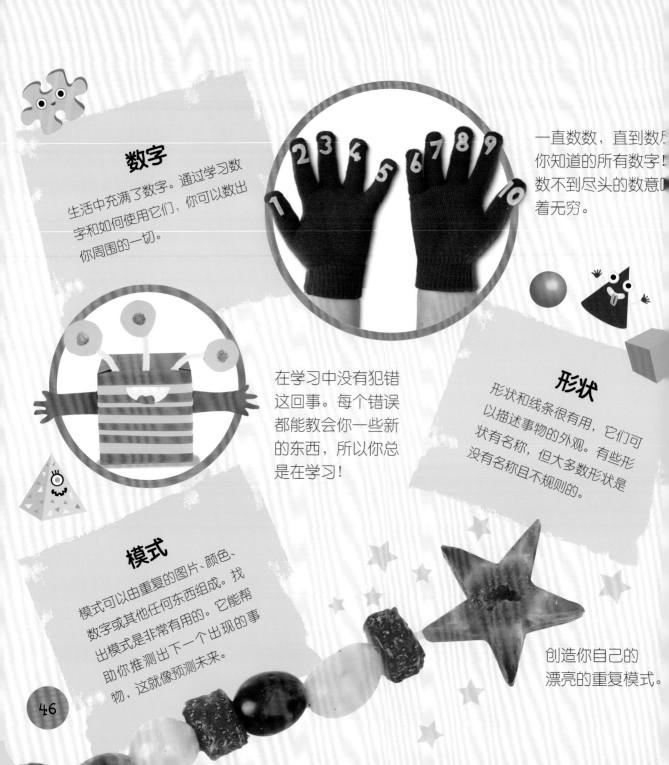

数字

生活中充满了数字。通过学习数字和如何使用它们，你可以数出你周围的一切。

一直数数，直到数尽你知道的所有数字！数不到尽头的数意味着无穷。

在学习中没有犯错这回事。每个错误都能教会你一些新的东西，所以你总是在学习！

形状

形状和线条很有用，它们可以描述事物的外观。有些形状有名称，但大多数形状是没有名称且不规则的。

模式

模式可以由重复的图片、颜色、数字或其他任何东西组成。找出模式是非常有用的。它能帮助你推测出下一个出现的事物，这就像预测未来。

创造你自己的漂亮的重复模式。

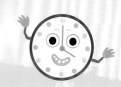

测量

从高度到时间和速度，很多东西可以被测量。每种测量都有特定的工具，比如使用秤来测量重量。测量物体就是进行比较的过程。

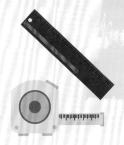

锻炼你的大脑

在利用数学知识解决问题的过程中，你同时运用逻辑思维能力和创造力，来找到有用的信息，并判断如何解决问题。这种大脑锻炼可能有点儿难，但也很有趣。

我们每天都会用到数学知识，哪怕自己可能都没有意识到！

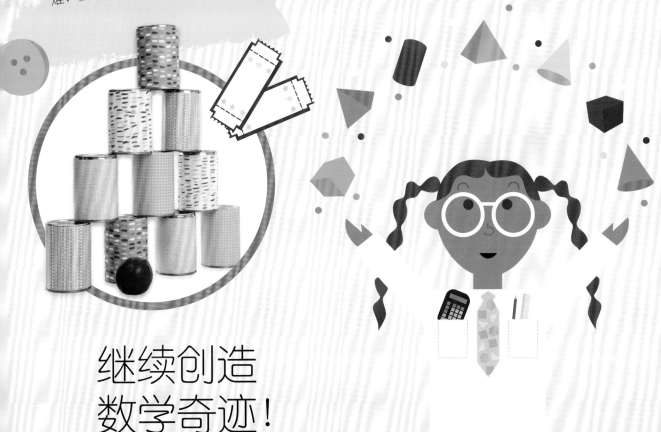

继续创造
数学奇迹！

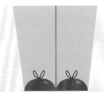

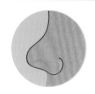

索引

B、C、D

比较 5，8，30-31，36，47
比萨 42-43，44
彩虹 32-33，34-35
钓鱼 24

E、G、H

鹅卵石 7，8，12-13
高度 30-31，47
河 11

J、K、M

机器人 14-15，16-17，31
加法 14-15，16-17
嘉年华 18，20-21
减去 18，21
昆虫 12-13
蜜蜂 12-13

P、Q、S、T

瓢虫 12-13
青蛙 10
时间 38，40-41，47
手表 38-39，40-41
手套 11
手指 11，13，37
树叶 7，12-13
水果 22-23
天平 36-37，47
跳房子 10

W、X、Z

外星人 28-29
寻宝游戏 6-7，8
重力 36-37
重量 36-37，47
最多的 7，34
最少的 7

   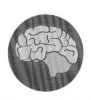